LE
TRAITEMENT THERMAL

DE

L'ECZÉMA

A SAINT-GERVAIS

(HAUTE-SAVOIE)

PAR LE

DOCTEUR L. DELIGNY

MEMBRE CORRESPONDANT DE LA SOCIÉTÉ DE MÉDECINE ET DE LA SOCIÉTÉ
D'HYDROLOGIE MÉDICALE DE PARIS
LAURÉAT DE L'ACADÉMIE DE MÉDECINE

MÉDECIN-CONSULTANT AUX EAUX DE SAINT-GERVAIS

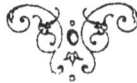

VICHY

IMPRIMERIE WALLON.

1884.

LE

TRAITEMENT THERMAL DE L'ECZÉMA

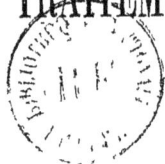

A SAINT-GERVAIS

Dans la première édition de son *Traité thérapeutique des eaux minérales*, M. Durand-Fardel avait rangé les eaux de Saint-Gervais parmi les eaux sulfatées sodiques ; mais, considérant que la proportion de chlorure de sodium qu'elles renferment se rapproche assez de celle du sulfate de soude, et qu'il faut, en outre, tenir compte de l'élément sulfureux de l'une des sources, il les classa ensuite parmi les eaux chlorurées sodiques sulfureuses.

A dire vrai, on éprouve une certaine difficulté à classer ces eaux ou plusieurs principes viennent simultanément dominer. Les sels minéralisateurs des *sources Gontard* et *de Mey* sont principalement le sulfate de soude et le chlorure de sodium ; on retrouve aussi les mêmes sels dans la *Source du Torrent*, associés au sulfure de calcium, mais cette dernière contient, en outre, une certaine proportion d'acide sulfhydrique, élément de sulfuration important. Aussi le regretté médecin-inspecteur, M. Billout, rangeait ces eaux au nombre des eaux salines sulfurées.

Outre cette minéralisation, il faut encore faire ressortir l'importance de la lithine, qui s'y trouve en proportions considérables. D'après une récente analyse de M. Lossier, les trois sources de Saint-Gervais contiennent chacune 80 milligrammes de sulfate de lithine ou environ 23 milligrammes de lithine pure. Comparées aux principales sources de l'Europe, Hombourg, Kissingen, Medagues, Royat, Kreuznach, etc., celles de Saint-Gervais sont donc de beaucoup les plus lithinées connues. Il y a, comme l'a fait observer le docteur Billout, dans cette découverte de la lithine, un élément nouveau qui peut ouvrir la voie à des applications spéciales du traitement thermal de Saint-Gervais.

Parmi les eaux salines sulfurées, les eaux de Saint-Gervais se distinguent par leur légère sulfuration, et elles ont, sur les sulfureuses fortes, l'avantage d'être sédatives, calmantes, et de produire cette action sédative, directement, immédiatement, sans intermédiaire d'action substitutive. Cet effet n'est pas seulement la conséquence de leur légère sulfuration, il résulte encore de leur température peu élevée et de leur action laxative et diurétique, lorsqu'elles sont prises en boisson.

Aussi, elles conviennent spécialement aux dermatoses qui s'accompagnent de phénomènes névropathiques ou qui revêtent une forme inflammatoire, au premier rang desquelles il faut placer l'eczéma.

Cette règle a été nettement formulée par M. le professeur Hardy, dans ses leçons sur les maladies de la peau, et l'observation clinique en prouve tous les jours la parfaite exactitude.

Nous venons de dire que les eaux de Saint-Gervais ont une action sédative directe, sans intermédiaire substitutif. Quelques dermatologistes prétendent que les eaux minérales ne peuvent modifier heureusement les maladies de la peau que par une action substitutive, en produisant ce qu'on nomme une *poussée*. Le docteur Billout, qui a exercé à Saint-Gervais pendant de longues années et dont le témoignage a une valeur qu'on ne saurait méconnaître, a constaté qu'on y observe rarement ce phénomène, et l'expérience lui a prouvé qu'il est peu nécessaire au succès du traitement. Quoi que nous ne croyons pas que ceci puisse être vrai pour toutes les dermatoses, nous le considérons comme très-exact pour l'eczéma.

En ce qui concerne l'eczéma et principalement dans sa phase subaiguë, la possibilité d'éviter la poussée constitue, pour le traitement thermal de Saint-Gervais, un réel avantage. Mais, il ne faut pas s'y tromper, l'action directement sédative des bains n'existe réellement que pour les bains de courte durée ; si on les prolonge au-delà d'une certaine limite, il se produit une excitation générale, à laquelle peut succéder une irritation locale qui constitue la poussée. De même, dans certains cas, l'eau sulfureuse prise intempestivement en boisson, et à trop haute dose, peut produire un semblable effet.

La formule du traitement thermal doit être établie avec soin, elle doit varier suivant des conditions diverses dont il faut tenir compte, et il est nécessaire, avant tout, de connaître parfaitement l'action physiologique des agents thermaux auxquels on a recours.

Sources minéro-thermales. — Analyse. — Mode d'emploi.
Action physiologique.

Les sources minéro-thermales de Saint-Gervais sont au nombre de trois :

1° Source Gontard, 39°
2° Source de Mey, 42°
3° Source du Torrent, 39°

La source Gontard, qu'on appelle aussi *source saline, source alcaline,* a un débit de 96 litres à la minute ; la source de Mey donne 20 litres à la minute.

La composition de ces deux sources est à peu près identique ; leurs sels minéralisateurs dominants sont le sulfate de soude et le chlorure de sodium.

La source du Torrent n'a qu'un débit de 6 litres à la minute ; elle contient les mêmes sels que les deux sources précédentes, mais elle renferme en plus, du soufre sous deux états : à l'état d'hydrogène sulfuré libre et à l'état de sulfure de calcium. C'est la seule source sulfureuse de Saint-Gervais.

Nous avons déjà dit que ces trois sources contiennent une quantité notable de lithine.

Les eaux sont employées en bains, en douches de toute nature, et en boisson.

Bains et douches. — Les eaux des sources Gontard et de Mey servent seules pour les bains, et leur mélange est à la température de 35° centigrades au robinet de la baignoire. Cette température naturelle permet de les employer sans qu'il soit nécessaire de l'élever artificiellement, avantage inappréciable, qu'il est utile de signaler.

Les eaux de Saint-Gervais, qui contiennent 5 grammes de sels par litre, donnent, dans le bain, la sensation d'un corps onctueux, comme toutes les eaux qui contiennent une grande abondance de matières organiques. Par leur composition et leur température, ces bains sont sédatifs s'ils sont pris de courte durée ; mais, si on prolonge l'immersion, ils deviennent excitants, sans pourtant que cette excitation se produise d'une façon exagérée.

Nous verrons plus loin quels résultats on peut obtenir de cette double action dans le traitement de l'eczéma.

L'action excitante peut encore se développer après un certain nombre de bains, pris successivement, et dont la durée n'a pas dépassé 20 à 25 minutes ; rarement elle se traduit par une poussée, mais plutôt par une sorte d'éréthisme de la peau, s'accompagnant d'une sensation de chaleur, de démangeaisons, etc. C'est généralement après 14 ou 15 bains que se produit ce phénomène, et, de préférence chez les sujets dont la peau est très impressionable.

C'est encore le mélange des sources Gontard et de Mey qui alimente les douches d'eau minérale chaude.

Au contraire, les douches pulvérisées sont alimentées par la source sulfureuse du Torrent. La pulvérisation rend de grands services dans le traitement de l'eczéma, mais son mode d'action doit être parfaitement connu, si on ne veut pas s'exposer, par son application intempestive, à en obtenir de mauvais résultats. Bien souvent nous avons vu des malades portant à la figure quelques plaques d'eczéma encore à l'état subaigu, se présenter à la pulvérisation sans le conseil du médecin ; ils produisaient alors une augmentation des phénomènes d'inflammation, l'extension de l'eczéma aux parties voisines, en un mot, l'aggravation des lésions primitives.

Sur la peau saine, la pulvérisation, par son action mécanique, par la composition de l'eau employée, produit un effet dont voici les phénomènes successifs : tout d'abord, les vaisseaux sanguins se contractent, la peau pâlit, et cette pâleur occupe toutes les surfaces atteintes par la douche pulvérisée. Ce premier effet ne dure qu'un temps très court, variable suivant les sujets. Bientôt, à la pâleur, succède une rougeur uniforme qui persiste pendant tout le temps qu'on maintient la pulvérisation. Après la douche, on peut constater que la peau est chaude, et cette chaleur, accusée par le patient, augmente encore pendant les quelques minutes qui suivent la suppression de la pulvérisation.

L'action constante des pulvérisations est donc une action excitante, et, pour cette raison elles conviennent à l'eczéma sec, à l'eczéma lichénoïde et elles doivent être prohibées dans l'eczéma humide et dans tous les cas où il reste un état inflammatoire, si léger qu'il soit.

On emploie beaucoup, à Saint-Gervais, les douches d'irrigation, soit avec l'eau du bain, soit avec l'eau sulfureuse ; elles consistent en un jet en arrosoir d'eau minérale, qui s'administre pendant la durée du bain.

Boisson. — La Source Gontard (saline) et la Source du Torrent (sulfureuse) sont seules employées en boisson.

Le principal effet de ces eaux, prises à l'intérieur, est d'augmenter les secrétions urinaire et intestinale.

« Les eaux de Saint-Gervais, administrées en boisson, dit le docteur
« Billout, sont laxatives ou diurétiques, et ces propriétés appartiennent
« aux deux sources saline et sulfureuse, mais avec des conditions par-
« ticulières qui fournissent des indications spéciales à la thérapeutique.
« On obtient en général l'effet diurétique en prenant tout d'abord une
« dose d'eau assez considérable, de 3 à 5 verres, le matin à jeun, coup
« sur coup, ou à des intervalles assez rapprochés ; si, au contraire, on
« prend d'abord un ou deux verres, en augmentant d'un demi-verre,
« ou d'un verre par jour, jusqu'à la dose de 4 ou 5 verres, l'effet diuré-
« tique ne se produira presque jamais, et si, d'abord, il se produit un
« peu de constipation, on obtiendra presque toujours l'effet purgatif au
« bout de trois ou quatre jours. »

Ces effets, obtenus au moyen de l'eau à l'intérieur, sont constants et doivent servir de base au traitement thermal interne.

D'une manière générale, pour les eaux de Saint-Gervais, comme pour toutes les eaux faiblement minéralisées, l'action sur les voies urinaires est d'autant plus marquée que l'eau est prise en grande quantité ; l'effet purgatif s'observe, au contraire, dans des conditions opposées.

Il est inutile de faire remarquer que l'une de ces actions, diurèse ou purgation, venant à prédominer, l'autre se trouve d'autant diminuée, et qu'il y a lieu, par conséquent, de rechercher les conditions qui favorisent l'action qu'on veut provoquer.

On comprend quels effets importants l'eau minérale, prise en boisson, peut produire sur l'organisme, combien, par exemple, des évacuations alvines, répétées sans qu'il survienne une trop forte excitation intestinale, peuvent être utiles, dans la forme aiguë ou subaiguë d'un eczéma.

Il faut, de plus, tenir compte de l'élément sulfureux de l'une des sources, dont l'action est toute spéciale dans le traitement des affections cutanées.

L'eau de la Source Gontard est, le plus souvent, très-bien supportée par l'estomac ; nous n'avons observé d'exceptions que dans certains cas où il existait de l'ambarras gastrique au début de la cure. Il faut avoir soin, avant de prescrire l'eau en boisson, de s'assurer de l'état des voies digestives, et, s'il est nécessaire, prescrire un purgatif salin avant de faire commencer le traitement.

L'eau de la source sulfureuse est, plus souvent, moins bien supportée : chez quelques sujets elle produit une excitation de l'estomac, avec vertiges, et il faut en surveiller les effets.

L'emploi de cette dernière, à l'intérieur (elle n'est pas employée pour les bains) doit d'ailleurs se restreindre à certains cas bien définis, comme nous allons l'indiquer en parlant du traitement thermal.

Traitement thermal

La formule du traitement thermal d'un eczéma, à Saint-Gervais, dépend de trois conditions principales :

1° La forme de l'affection ;
2° La phase d'évolution à laquelle elle se trouve ;
3° Son siège.

On ne traitera pas, on le comprend, un eczéma lichénoïde comme un eczéma fluent, un eczéma aigu comme un eczéma chronique. De plus, il y a des conditions inhérentes à chaque sujet, conditions d'âge, d'état général, de maladies concomitantes, etc., qui doivent aussi être prises en considération pour l'institution du traitement à suivre.

C'est pour ne pas avoir su observer ces conditions, qui d'ailleurs ne peuvent être appréciées que par le médecin, que tant de malades n'obtiennent aucun résultat, nous devrions même dire obtiennent de mauvais résultats, d'une cure thermale qu'ils ont dirigée eux-mêmes. Beaucoup de baigneurs, revenant pour la deuxième ou troisième fois à Saint-Gervais, reprennent le traitement qui leur a été indiqué l'année précédente, sans tenir compte des modifications qu'a pu subir leur affection. Il est utile de signaler les inconvénients de cette manière d'agir.

Les malades sont rarement envoyés aux eaux dans le cours de la période aiguë d'un eczéma ; dans presque tous les cas, ils se présentent soit à l'état subaigu, soit à l'état chronique, et on comprend que, dans l'un et l'autre cas, le traitement ne saurait être le même. Cependant, l'état aigu peut se produire ou se reproduire pendant la cure, soit comme poussée, sous l'influence de l'excitation thermale, soit à la suite de fatigues, d'un écart de régime, etc., etc., et le traitement de l'état aigu comprend aussi des précautions particulières que nous devons indiquer

Eczéma aigu. — Poussée. — Nous avons dit que rarement les malades sont envoyés aux eaux dans le cours d'une poussée aiguë d'eczéma, mais que cette poussée peut se produire, pendant la cure, sous l'influence de causes diverses, parmi lesquelles nous citions l'excitation produite par le traitement thermal.

Disons, dès maintenant, que la poussée s'observe rarement à Saint-Gervais et que la durée des bains, leur température, sont généralement prescrits de façon à éviter ce mouvement fluxionnaire du côté de la peau.

Beaucoup de médecins hydrologues attribuent à la poussée une importance considérable, regardent cette excitation thermale comme salutaire et cherchent à la produire par tous les moyens possibles. Ils agissent en vertu de cette croyance que la maladie, momentanément exaspérée, tend ensuite à disparaître d'elle-même et que cette aggravation est nécessaire à la guérison. Pour eux, la poussée est l'indice heureux d'un entraînement général de l'organisme.

Il faut distinguer, croyons-nous, et tenir compte de l'état local de l'affection, de sa forme, de sa phase d'évolution.

Voilà, par exemple, une affection humide et étendue : Que produira la poussée en ce cas ? Elle ne sera qu'une cause irritante de plus, une cause évidente d'aggravation.

Voici, au contraire, une affection sèche, squameuse. Dans ce cas, la poussée peut être d'une utilité réelle ; mais, même dans ce cas, est-il nécessaire de l'obtenir dans toute son intensité ? On peut en douter si on observe qu'elle n'est pas toujours une condition indispensable pour le succès du traitement, qu'elle peut manquer quoi qu'on ait fait pour la produire, et enfin qu'elle ne survient pas toujours dans les mêmes conditions. Quant à ce dernier point, Gailleton n'a-t-il point fait observer avec raison que, en dehors des susceptibilités individuelles qui la font varier à l'infini, la constitution médicale de la saison joue aussi un rôle important dans la production de ce phénomène ?

Nous croyons et nous nous appuyons encore, pour le dire, sur la grande expérience du docteur Billout, que la poussée n'est pas nécessaire pour les bons résultats d'un traitement de l'eczéma à Saint-Gervais. Par leur composition, par leur température, les eaux sont plus sédatives qu'excitantes.

Ces eaux, disons-nous, sont sédatives, mais à la condition cependant d'observer dans leur emploi certaines précautions. Les bains courts, ne dépassant pas trente minutes de durée, sont calmants, mais au-delà de cette limite ils seraient excitants.

En règle générale, la poussée n'est donc pas nécessaire au traitement de Saint-Gervais, et, dans certains cas, elle doit être évitée. Mais il est des susceptibilités individuelles si diverses, si surprenantes, que, chez certains malades, et malgré toutes les précautions, elle peut se produire. Dans certains cas aussi, elle peut être favorisée par un écart de régime, des fatigues excessives, etc., pendant la cure, et, pour cette raison, nous devons nous occuper du traitement à établir.

La poussée n'est qu'une rechute, c'est un eczéma chronique ou subaigu, qui revient à l'état aigu ; le traitement de ce dernier et celui de la poussée sont identiques.

Lorsqu'une poussée se produit dans le cours du traitement thermal, il est indiqué de ne suspendre le traitement (bains et boisson) que si les phénomènes généraux (fièvre, courbature, etc.,) ont une intensité anormale. Le plus souvent il faut maintenir le traitement, se contenter de diminuer la durée du bain et chercher à augmenter l'effet purgatif.

Nous avons toujours observé que ce *modus faciend*, recommandé par le docteur Billout, abrégeait la durée des accidents aigus et n'entraînait aucune complication.

Eczéma subaigu. — Lorsque l'eczéma est encore à l'état subaigu, l'indication première est de calmer l'irritation persistante, au moyen de l'action sédative des bains ; on prescrira donc des bains de courte durée, vingt minutes, quinze minutes et même dix minutes, en surveillant l'effet produit. En même temps, on donnera l'eau de la *source Gontard* (saline), le matin à jeun et à la dose purgative de 2 à 3 verres.

Dans certains cas, il peut être nécessaire d'augmenter l'action purgative de l'eau saline en ajoutant au premier verre 10 à 15 grammes de sulfate de soude.

Tel est, dans la plupart des cas, le traitement thermal applicable à l'eczéma dans sa période subaiguë ; il pourra être nécessaire d'y joindre des applications émollientes locales.

Eczéma chronique. — L'eczéma chronique se présente sous deux formes bien distinctes : *l'eczéma humide et l'eczéma sec*.

L'eczéma humide, à l'état simple et franc, se présente surtout dans l'âge mûr ; il constitue alors une éruption incessamment suintante, toujours de longue durée, terminée généralement par une desquamation qui se renouvelle et se prolonge longtemps. Dans la première enfance, l'eczéma affecte ordinairement le caractère impétigineux ; au contraire, l'eczéma des vieillards est l'eczéma sec, l'eczéma lichénoïde. L'eczéma humide se rencontre le plus souvent chez les sujets lymphatiques ; l'eczéma sec, chez les sujets sanguins, pléthoriques, hémorrhoïdaires.

Cette distinction a, dans la pratique, une importance sur laquelle le docteur Billout a insisté avec raison.

« On m'objectera, dit-il, que l'eczéma est toujours sec à sa dernière
« période, quelle que soit la constitution du malade ; cela est vrai,
« sans doute, mais il y a des nuances à observer dans cette sécheresse
« même. L'eczéma qui, pendant son évolution, a présenté un suinte-
« ment prolongé finira par devenir sec, mais avec un aspect rouge lui-
« sant, qui rappelle son ancien état, et souvent sa forme impétigineuse ;
« c'est l'eczéma des lymphatiques. L'eczéma sec, au contraire, celui
« que l'on rencontre le plus souvent chez les individus pléthoriques,
« a pu être humide au début, mais cette humidité a été de peu de
« durée, et, quand il arrive à sa dernière période, il revêt un aspect
« de sécheresse particulière. »

Dans la forme humide de l'eczéma, le traitement doit surtout avoir pour but de modifier les surfaces malades sans déterminer une irritation trop vive, une *poussée*. Pour cela, il faut prescrire les bains de courte durée, 15 minutes, 20 minutes, 30 minutes au plus.

Il est de toute évidence que l'eau sulfureuse en boisson doit être la base du traitement interne de cet eczéma, chez les sujets lymphatiques ; on la donne alors à dose altérante, un demi-verre avant chacun des deux principaux repas. Mais, observation très importante, s'il existe encore quelques symptômes d'inflammation, il faut se garder de prescrire immédiatement l'eau sulfureuse, car elle aurait l'inconvénient d'augmenter cette inflammation dans des proportions considérables ; il faut, tout d'abord, donner l'eau saline à dose purgative, et ensuite, alors que tous les symptômes inflammatoires ont disparu, soumettre le malade exclusivement à l'usage de l'eau sulfureuse.

Tout différent doit être le traitement de l'eczéma sec. Il se présente avec une irritabilité moins grande des surfaces malades, chez des sujets dont la constitution est pléthorique, et il est indiqué d'avoir recours, dans ce cas, à l'eau saline en boisson et à des bains de plus longue durée. On donnera l'eau de la Source Gontard, en cherchant à obtenir surtout l'effet diurétique, et on prescrira des bains de 30 minutes à une heure, en surveillant leur action sur la peau.

Dans ces formes sèches d'eczéma, parmi lesquelles nous rangeons le lichen et le pityriasis, les douches pulvérisées peuvent être très utilement employées.

Telles sont les indications générales du traitement thermal de l'eczéma à Saint-Gervais, basées sur l'action physiologique des eaux. A côté de ces indications générales, nous devons signaler aussi quelques particularités du traitement thermal nécessitées par les formes multiples que peut présenter l'affection eczémateuse ; nous devons aussi indiquer les modifications que doit subir ce traitement, dans certains cas particuliers, où l'âge du malade, son état général, l'existence d'autres manifestations diathésiques, obligent à certaines précautions dans l'intervention thérapeutique.

Traitement thermal de l'eczéma localisé à diverses régions du corps. Ce n'est que dans certains cas exceptionnels que l'eczéma se généralise et envahit toute la surface cutanée ; le plus souvent, il se localise en certaines régions du corps et il a des lieux d'élection où il s'établit de préférence. Il se développe surtout sur les régions où la peau offre le plus de finesse et d'humidité naturelle.

« L'eczéma localisé, a dit Hillairet, est observé particulièrement aux aisselles, sur les bourses, à la vulve, à l'anus, à la face interne de la partie supérieure des cuisses, aux membres inférieurs, etc. Ces différents siéges de prédilection, sont en rapport avec les sécrétions âcres et abondantes de ces régions. »

De plus, suivant son siége, l'eczéma présente une persistance variable ; on connait la ténacité de l'eczéma génital, de l'eczéma pilare, du creux poplité, etc.

Suivant le siége de l'eczéma, le traitement thermal présente quelques indications particulières.

Eczéma pilare. — C'est l'eczéma du cuir chevelu et de toutes les régions recouvertes de poils.

Chez l'homme, la possibilité de porter les cheveux très-courts permet d'employer les lavages et les irrigations avec l'eau minérale, et même, dans quelques cas, les pulvérisations. Mais chez la femme, qui se prête rarement au sacrifice de sa chevelure, ces moyens ne sont pas applicables, et il est même mauvais d'employer les lotions et les immersions dans le bain, que quelques malades ont l'habitude de faire. Il faut, dans leur intérêt, combattre cette croyance erronée que le traitement thermal ne peut avoir d'action que si l'eau minérale est mise directement en contact avec les surfaces malades. L'humidité, qui est la conséquence de ces immersions de la tête et des cheveux, persiste pendant plusieurs heures; les cheveux mouillés forment avec les produits de sécrétion une masse imperméable qui entraîne la rétention des matières exhalées et augmente l'irritation du cuir chevelu.

Il est préférable, dans ce cas, de continuer l'emploi des poudres ou des onctions huileuses dont on fait habituellement usage dans l'eczéma pilare. Nous conseillons ordinairement de faire, pendant la cure, quelques onctions avec l'huile salicylée pour entretenir la propreté du cuir chevelu. — Les pulvérisations donnent d'excellents résultats dans l'eczéma sycosiforme de la barbe.

Eczéma des oreilles et du nez. — L'eczéma de l'oreille est d'une ténacité très-grande. Dans certains cas, l'eczéma du pavillon de l'oreille, abandonnant les parties externes, pénètre dans le conduit auditif et gagne jusqu'à l'oreille moyenne ; de même, l'eczéma du nez peut envahir la muqueuse.

Dans ces cas, nous avons recours aux injections et aux irrigations, d'abord avec l'eau saline, puis, quand l'inflammation est moindre, avec l'eau sulfureuse. Les injections auriculaires doivent être faites avec une seringue de verre, en ayant soin de ne pas obturer entièrement le conduit auditif avec l'instrument pour permettre au liquide de s'écouler facilement, et de ne pas diriger un jet trop violent directement sur la membrane du tympan.

Les irrigations nasales sont faites au moyen d'une poire en caoutchouc, à laquelle on adapte un embout de forme olivaire, percé d'un trou, et qu'on enfonce dans l'une des narines en l'obturant entièrement ; il se forme alors un courant d'eau qui parcourt les deux narines et dont on peut à volonté régler la force.

Les irrigations et les injections avec l'eau saline sont simplement sédatives et modifient l'état de la muqueuse sans déterminer aucune réaction inflammatoire. Il n'en est pas de même de celles faites avec l'eau sulfureuse ; elles peuvent, si elles sont employées intempestivement, déterminer une inflammation violente qui se traduit par de la sécheresse, une sensation pénible de cuisson, et qui s'accompagne quelquefois de phénomènes de congestion encéphalique.

Eczéma de la face. — La pulvérisation est très-utilement employée dans la forme sèche (eczéma lichénoïde), mais ne peut être prescrite que si toute trace d'inflammation a disparu. Les pulvérisations doivent être prises avec de grands ménagements, à Saint-Gervais surtout, où les appareils ont une force dont il faut tenir compte.

Les pulvérisations sont aussi appliquées au traitement de l'acné, de la couperose, etc.

Nous avons obtenu de bons résultats de la pulvérisation dans plusieurs cas d'eczéma buccal avec fissures.

Eczéma manuale. — Les pulvérisations peuvent être utiles dans la forme sèche de l'eczéma manuale, et surtout dans l'eczéma de la face palmaire ; elles font disparaître les rugosités de la peau et ont une action favorable sur les fissures même profondes.

Dans l'eczéma onguéal, elles produisent souvent une amélioration marquée en modifiant l'inflammation du bourrelet eczémateux qui occupe la matrice de l'ongle.

Eczéma des membres inférieurs. — Dans l'eczéma des jambes, et particulièrement dans l'eczéma variqueux, le docteur Billout a conseillé les douches à arrosoir pendant la durée du bain. C'est un moyen très-efficace et qui donne les meilleurs résultats ; mais ces douches doivent être surveillées attentivement, car elles déterminent quelquefois une congestion des extrémités, qui nuit à la guérison.

Indications du traitement thermal suivant l'âge, la constitution du sujet. — A côté des variétés de forme, de siège et de phase d'évolution de l'affection eczémateuse, dont il faut tenir compte pour établir la formule du traitement thermal, il est d'autres considérations, non moins importantes, qui s'imposent à l'attention du médecin.

Il faut encore prendre en considération l'âge du malade, l'état de sa constitution, la coexistence d'autres manifestations diathésiques, toutes questions auxquelles nous devons nous arrêter.

L'âge du malade est chose qui, pour plusieurs motifs, ne saurait être négligée. Il faut tout d'abord, chez les sujets âgés, tenir compte de l'affaiblissement toujours consécutif à un certain nombre de bains pris successivement. Après 21 ou 25 bains, les adultes, les personnes fortes et vigoureuses, accusent une lassitude marquée, une courbature générale, se traduisant surtout par de la faiblesse des membres inférieurs; à plus forte raison, cet affaiblissement sera-t-il plus marqué chez des sujets âgés dont la résistance est moins grande.

Nous croyons que, chez les vieillards, le traitement thermal doit être adouci et qu'il ne faut pas guérir leur affection eczémateuse aux dépens de leurs forces. Nous pensons qu'il y a avantage à leur faire suivre le traitement thermal par séries de quatre ou cinq bains séparés par un ou deux jours de repos.

En second lieu, les vieillards sont plus exposés aux accidents de métastase herpétique dont il ne faut pas négliger le danger. Ces accidents qui se produisent à la suite de la disparition brusque d'une affection cutanée ne sont pas rares, et, indépendamment même de l'âge, se présentent comme une complication à prévoir, surtout dans le cas d'eczéma.

« Ces métastases, dit M. le docteur Guibout, si diverses en apparence, « qui peuvent atteindre le cerveau, les poumons, etc., reconnaissent « au fond une origine commune, la suppression d'un flux morbide devenu « nécessaire à l'économie. »

Parmi les plus fréquentes, sont celles de l'appareil respiratoire et de l'appareil digestif; c'est surtout dans les cas de guérison trop prompte des eczémas fluents et occupant de larges surfaces, qu'on observe ces répercussions; la prédominance des phénomènes de sécrétion en fait comprendre la raison.

Il est des cas où, pour éviter ces métastases dont on prévoit ou dont on craint l'imminence, il est nécessaire de modérer l'action curative du traitement thermal, et ces cas se présentent surtout chez les vieillards. Nous en avons déjà observé bien des exemples : tel sujet âgé, atteint de catarrhe des bronches et d'eczéma fluent est obligé de suspendre le traitement thermal qui supprime le suintement des plaques eczémateuses et augmente la dyspnée ; tel autre n'évite des phénomènes de congestion cérébrale qu'en supprimant aussi les bains qui améliorent trop rapidement un eczéma étendu des membres inférieurs.

Nous reviendrons plus tard sur cette question si intéressante des métastases dartreuses, question si discutée et si discutable, et qui, au point de vue de la dermatologie, a une importance toute spéciale.

Dans un même ordre d'idées et de faits, on connaît l'alternance singulière qui existe entre les affections cutanées et des états morbides en apparence bien dissemblables. Il n'en est pas peut-être de plus étonnante, et aussi de plus fréquente, que celle qui existe entre la goutte et l'eczéma. Voilà un sujet qui, pendant plusieurs années, a eu des atteintes de goutte et qui, subitement, voit son affection goutteuse disparaître et faire place à un eczéma généralisé.

C'est encore là une métastase, c'est une alternance qui a été signalée par tous les auteurs. Nous n'en parlons que pour indiquer les particularités auxquelles peut donner lieu, dans ce cas, l'application du traitement thermal.

Il arrive, en effet, fréquemment, que l'eczéma a une tendance particulière à disparaître sous l'influence de ce traitement, mais que, d'un autre côté, les manifestations goutteuses se reproduisent presque immédiatement.

Pendant la seule saison de 1883, nous avons observé à Saint-Gervais quatre cas de ce genre.

Le premier avait pour sujet un homme de 61 ans, goutteux depuis l'âge de 40 ans; depuis 11 ans ses attaques de goutte avaient disparu, mais il était atteint d'un eczéma de la face et du cuir chevelu à poussées saisonnières. En 1881, il était allé à Royat pour son affection cutanée et avait été obligé de quitter cette station, porté sur un brancard jusqu'à son wagon-lit. Même fait se produisit après quelques bains à Saint-Gervais.

Le second cas et le troisième concernent un homme de 43 ans et un homme de 50 ans.

Le quatrième cas est celui d'un vieillard de 82 ans qui, depuis l'âge de 60 ans, avait eu de légères atteintes de goutte. Cinq ans auparavant il avait eu un eczéma des membres inférieurs qui avait persisté avec des alternatives diverses, et enfin, il venait à Saint-Gervais en juillet 1883, pour une poussée généralisée. Depuis l'époque de la première apparition de son eczéma, il n'avait plus souffert en aucune façon de la goutte.

Nous prescrivons des bains, par série de trois bains avec deux jours de suspension, mais le malade insiste pour en prendre un plus grand nombre successivement. L'eczéma qui d'ailleurs, avant l'arrivée à Saint-Gervais disparaissait avec rapidité, fut amélioré d'une façon étonnante dès les premiers bains, quoique très courts, (10 à 15 minutes); l'état subaigu se calma, les démangeaisons diminuèrent. Mais, après le sixième bain éclata une attaque goutteuse qui força à suspendre le traitement, et, pendant tout le temps de la cure, il fallut soumettre le malade au régime alimentaire le plus sévère pour éviter toute répercussion articulaire, régime qu'il put suivre, grâce à une constitution très robuste malgré son grand âge.

Nous ne citons ces cas que pour insister sur la nécessité de modifier la formule du traitement thermal suivant les conditions dans lesquelles se trouve le malade, conditions dont on ne saurait négliger l'importance.

Le traitement thermal de l'eczéma, chez l'enfant, ne présente pas d'indications spéciales, mais, pour lui également, il doit être adouci et nous croyons que des bains pris trop successivement pourraient déterminer un affaiblissement notable et qu'il est préférable de les conseiller par séries de quatre ou cinq bains séparées par un ou deux jours de repos.

Durée de la cure. — Il est difficile de fixer d'une façon précise la durée d'une cure à Saint-Gervais, pour une affection cutanée. On comprend qu'elle doit varier suivant la gravité et l'ancienneté de la maladie.

L'eczéma est une affection essentiellement récidivante, qui ne saurait être guérie, disons *blanchie* pour être exact, que par un traitement suffisamment prolongé.

Le chiffre de 21 jours qui, pour les personnes du monde, a quelque chose de sacramentel, est tout-à-fait arbitraire. Les malades remarquent eux-mêmes que ce n'est que vers le quinzième ou le dix-huitième bain que leur affection se modifie. Nous croyons donc, avec le docteur Billout, que la cure doit être au moins de 25 jours, et nous ajouterons que notre maître, M. le professeur Hardy, regarde cette durée comme à peine suffisante. L'expérience nous a souvent prouvé le bien fondé de cette assertion.

Des effets consécutifs du traitement thermal. — C'est là une question qui, à plus d'un titre, intéresse les malades et les médecins et sur laquelle il est bien difficile de donner des renseignements précis.

L'eczéma est une affection essentiellement récidivante, et, pour cette raison, on doit se demander quelle est l'influence du traitement thermal non-seulement sur les manifestations existantes, mais encore sur leur tendance à se reproduire, c'est-à-dire sur la diathèse elle-même.

Sur les manifestations existantes, l'action du traitement thermal varie, on le comprend, suivant les conditions diverses dans lesquelles elles se présentent : leur forme, leur nature, leur siège, la phase d'évolution dans laquelle elles se trouvent. Il faut aussi tenir compte de l'âge du sujet, de sa constitution, de l'ancienneté de sa maladie.

Tant de conditions diverses, qui peuvent avoir une influence active, ne permettent pas de préciser nettement, et d'une manière générale, l'action du traitement thermal. En bien ou en mal, on ne peut pas toujours dire d'une cure à Saint-Gervais : *post hoc, ergo propter hoc.* Et d'abord, tous les eczémas, ne sont pas également et heureusement influencés par la cure à Saint-Gervais.

D'après les observations recueillies jusqu'à ce jour, ces eaux n'auraient qu'une action très faible sur l'eczéma chez les scrofuleux. Ce fait a été constaté par le docteur Billout, après une longue pratique.

« C'est que, dit M. Durand-Fardel, qui émet la même opinion, c'est « que ces eaux ne possèdent ni des qualités altérantes, ni des qualités « reconstituantes appropriées à la scrofule. Et la scrofule est une dia- « thèse qui retient fortement les déterminations qui se trouvent entées « sur elle. Les arthritides et les herpétides paraissent au contraire avoir « des racines diathésiques beaucoup moins profondes que les scrofulides, « soit primitives, soit secondaires. »

Nos observations personnelles ne nous permettent pas encore de nous prononcer sur cette question ; cependant, si on se reporte aux études expérimentales de Martin-Damourette, de Hyades et de M. Coignard, relatives aux effets nutritifs des alcalins et à l'influence des eaux minérales alcalines sur les proportions des principes immédiats de l'urine, on peut avoir un doute sur l'entière réalité des assertions que nous venons de signaler. M. Coignard est arrivé aux mêmes résultats que Hyades et Martin Damourette, et il a constaté que, sous l'influence des eaux alcalines, l'acide urique diminue toujours, et que l'urée augmente à peu près constamment. Il en conclut que ces eaux agissent surtout en favorisant l'assimilation et la nutrition. Ainsi s'explique la diminution et même la disparition du sucre et de l'albumine constatée chez certains malades albuminuriques ou diabétiques sans lésions organiques, la présence de l'albumine ou du sucre dans les urines n'étant que l'effet d'un phénomène de dénutrition.

Il y aurait lieu de renouveler cette expérimentation avec les eaux de Saint-Gervais et surtout avec l'eau de la source Gontard. Nous savons que le docteur Berlioz est arrivé aux mêmes résultats que nous signalions plus haut, en expérimentant l'eau d'Uriage qui, en exceptant l'élément sulfureux, a bien des rapports avec les eaux de nos sources.

Nous ne pouvons que poser ce point d'interrogation concernant l'efficacité des eaux de Saint-Gervais sur l'eczéma chez les lymphatiques, nous promettant d'en faire l'objet d'une étude approfondie.

Ajoutons seulement que, dans quelques cas que nous avons observés, lorsque les malades consentaient à suivre un traitement plus long que celui consacré par l'usage, nous avons obtenu des améliorations sensibles, et que peut être les insuccés constatés jusqu'alors n'étaient que la conséquence d'un traitement trop écourté.

Quoi qu'il en soit, de l'avis de tous les dermatologistes, c'est l'eczéma purement herpétique qui est le plus favorablement influencé par les eaux de Saint-Gervais.

En régle générale on peut dire que leur action est plus immédiate sur les manifestations eczémateuses à forme humide, que sur celles à forme sèche.

En ce qui concerne l'effet obtenu sur les manifestations existantes, il faut aussi tenir compte des effets qui se produisent à la suite de la cure et que l'on a appelé les *effets continuateurs*. Il arrive fréquemment que, pendant toute la durée de la cure, certains malades n'éprouvent aucune modification de leur état local, et que cette modification se produise seulement après la cessation des bains. On entend alors ces malades prétendre que les eaux n'ont aucune action sur leur organisme et accuser leur inefficacité. Il faut tenir compte des modifications qui peuvent se produire après le traitement thermal, d'autant plus que la plupart des malades cessent le traitement bien souvent trop tôt, avant qu'un effet immédiat ait pu se produire. C'est pour laisser à ces effets continuateurs toute facilité de se produire, que l'on recommande aux malades de ne faire aucun traitement pendant un certain temps après la cure.

— Déterminer qu'elle est l'action du traitement thermal sur la tendance de l'affection à se reproduire, sur la diathèse, est aussi chose difficile. Nous dirons, avec M. Durand-Fardel, qu'on ne guérit guère les diathèses et que nous ne croyons pas que personne songe à attribuer à une eau minérale quelconque un caractère de spécificité. Mais, on les atténue et en même temps on en atténue, même on en guérit ou on en prévient les manifestations. C'est là, en effet, ce qu'on obtient à Saint-Gervais, et c'est là, en général, l'effet consécutif des traitements thermaux diathésiques altérants.

Les eaux de Saint-Gervais sont placées par les dermatologistes au nombre des eaux salines sulfurées qui rendent des services incontestables dans l'eczéma, et MM. Hardy, Hillairet, Gailleton, Guibout, etc., dans leurs traités classiques des maladies de la peau, leur reconnaissent cette utilité confirmée par les résultats obtenus.

Nous ne pouvons mieux faire que de terminer en citant, à ce sujet, l'opinion de M. le professeur Hardy :

« Lorsque, dans l'eczéma, la période de sécrétion continue trop long-
« temps, lorsque des croûtes se renouvellent incessamment par des
« poussées non interrompues ou trop rapprochées, on peut chercher à
« accélérer la guérison par les eaux minérales. Mais il faut alors se
« méfier des eaux minérales trop chargées de sels ou de soufre, ainsi
« que des eaux trop chaudes : elles augmenteraient infailliblement l'inten-
« sité, l'étendue et la durée de l'affection. A la période que je viens
« d'indiquer, les eaux qu'on doit placer en première ligne sont surtout
« celles de Saint-Gervais. Elles sont d'ailleurs également utiles lorsque
« l'eczéma est arrivé à la dernière période, qu'il affecte la forme squa-
« meuse ou lichénoïde ; chez les individus nerveux, gastralgiques, j'ai
« eu bien souvent à me louer de l'effet de ces eaux pour déterminer ou
« consolider la guérison » (Article *Eczéma* du Dict. Encycl.)

De l'emploi de l'eau minérale transportée. — Depuis quelques années, on emploie utilement, comme eau transportée, l'eau de la source Gontard (saline) qui renferme des principes fixes, sulfatés sodiques, chlorure de sodium et bases magnésiques difficilement altérables.

Nous pouvons nous appuyer sur l'expérimentation de MM. Durand-Fardel et Billout et sur nos observations personnelles, pour affirmer que son usage loin des sources a une réelle efficacité.

De notre expérimentation, il résulte que l'eau de la source Gontard, transportée, prise froide le matin à jeun, a des propriétés purgatives plus marquées que lorsqu'elle est prise à la source. Elle est généralement bien supportée par l'estomac, et, dans le cas contraire, il est facile de la chauffer au bain-marie sans en altérer la composition. De plus, elle a des propriétés digestives qui permettent d'en continuer l'usage pendant longtemps sans inconvénient.

On a coutume de la prescrire à la dose de deux demi-verres, le matin à jeun, pendant huit à dix jours chaque mois ; mais généralement on obtient, dès les premiers jours, un effet purgatif qui se maintient sans que les fonctions digestives soient aucunement troublées, ce qui se produit si fréquemment chez les herpétiques traités par les laxatifs ordinaires.

Quelques auteurs, il est vrai, qui se sont occupés spécialement des eaux minérales et dont l'autorité peut être justement invoquée, ont paru ne pas attacher d'importance à l'usage de la boisson. N'est-il pas vrai, cependant, que, en dehors des eaux minérales, la médication interne joue un rôle important, surtout dans l'eczéma chronique ? N'est-il pas vrai que, à cette phase de la manifestation eczémateuse, l'usage des alcalins et des préparations arsenicales à l'intérieur a plus d'importance que les bains et les applications topiques ? Pourquoi, dès lors, repousser une médication interne qui répond à ces indications ?

D'ailleurs, beaucoup de dermatologistes ont recours aux eaux minérales transportées, principalement dans le traitement de l'eczéma. En Suisse, par exemple, on fait un grand usage des eaux de *Tarasp,* dont la composition se rapproche beaucoup de celle de l'eau de la source Gontard de Saint-Gervais ; nous ne doutons pas que cette dernière ne puisse rendre les mêmes services que l'eau transportée de la station des Grisons, quand on en aura vulgarisé l'emploi comme il mérite de l'être.

Quant à la source sulfureuse, la source du Torrent, elle est, croyons-nous, trop peu fixe pour être transportée, et d'ailleurs son principe sulfureux n'est pas en proportions assez considérables.

Telles sont les considérations générales que nous voulions exposer relativement au traitement thermal de l'eczéma à Saint-Gervais. Dans cette courte étude, nous n'avons fait que marquer les principaux points d'un sujet qui présente un réel intérêt, en raison de la ténacité et de la tendance si grande aux récidives de l'affection eczémateuse.

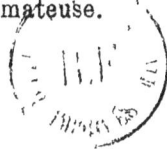

VICHY, IMPRIMERIE WALLON.